तुलसी चिकित्सा

आयुर्वेदिक ग्रन्थों पर आधारित

बिजेन्द्र राव

ISBN 978-1-63873-217-4

सर्वप्रथम मै आभारी हु उस सनातन वैदिक धर्म का जिसने सम्पूर्ण मानव जगत को अनेक अमूल्य ज्ञान दिया। मै परमपिता परमेश्वर एवं अपने माता पिता को धन्यबाद देना चाहूंगा, जिन्होंने ने मुझे जन्म देकर इस योग्य बनाया कि मै अपने अनुभव को इस समाज के साथ बाट सकू। मै आभारी हूँ अपनी पत्नी आराधना सिंह और बेटे अर्थव सिंह का जिनसे मुझे यह पुस्कत लिखने की प्रेरणा मिली। इसके आलावा मै उन सभी को दिल से आभार व्यक्त करना चाहूंगा जिन्होंने मुझे इस पुस्तक को लिखने में मेरा साथ दिया। इस पुस्तक में ब्यक्त विचार आयुर्वेदिक ग्रंथो और मेरे व्यक्तिगत अनुभवों पर आधारित है। मुझे यकीन है कि यह पुस्तक सभी के लिए स्वास्थवर्धक सिद्ध होगी।

क्रम-सूची

प्रस्तावना

मुझे लोगो को योग सिखाते हुए कई वर्ष हो चुके है। हालांकि यह पुस्तक योग पर नहीं लिखी गयी है पर इस पुस्तक की सुरुवात योग की एक कक्षा से हुई है। मै तुलसी की महत्ता के बारे में लोगो को बता रहा था। तभी अचानक से मेरे मन में यह विचार आया की क्यों न लोगो इसके बारे में ज्यादा पता चले और उन्हें ज्यादा लाभ हो। तभी मैंने यह तय किया की तुलसी के बारे में जितने भी प्रमाणिक प्रयोग हुए है उनको लोगो तक पहुँचाऊँगा, और इस तरह पुस्तक (तुलसी चिकित्सा) की सुरुवात हुई।

तुलसी चिकित्सा पुस्तक लिखने के पीछे मेरा इरादा दुनिया भर के लोगो को यह बताना है कि समान्य से लेकर असाध्य रोगो तक को तुलसी के प्रयोग से ठीक किया जा सकता है। आज आधुनिक चिकित्सा में लोग अपने पैसे के साथ अपना अमूल्य स्वास्थ्य भी गवाते जा रहे है। जबकि बहुत से ऐसे रोग है जिसे तुलसी के इस्तेमाल से आप ठीक कर सकते है। इसके लिये आपको अंग्रेजी दवाइयों की जरूरत नहीं है बल्कि सही जानकारी की जरूरत है।

तुलसी चिकित्सा में लिखे हुए सभी प्रयोग प्रमाणिक और आयुर्वेदिक ग्रंथो पर आधारित है। इस पुस्तक में लिखे हुए सभी प्रयोग पहले आजमाए जा चुके है। इस पुस्तक की सबसे महत्वपूर्ण बात यह है कि इसमें रोग के कारण व लक्षण के वजाय रोग के निवारण के बारे में बताई गयी है। इसमें लिखित प्रयोग को सरल व सटीक रखने की कोशिश की गयी है, ताकि आपका समय बचे और समझ में आ सके।

आप स्वस्थ रहे आपका जीवन सुखमय हो, शांतिपूर्ण हो, यही हमारी कामना है।

भूमिका

इस नश्वर जीवन में मनुष्य का रोगी होना स्वभाविक है। एक समय था जब मनुष्य नैसर्गिक जीवन जीता था, प्रकृति के सहचर्य में परिश्रम से युक्त जीवनचर्या अपनाता था, तब रोग मुक्त जीवन एक सामान्य बात थी। मनुष्य के जीवन में तब ऐसे तत्त्वों का समावेश था, जिनसे मनुष्य का जीवन उल्लास से परिपूर्ण था। हमारी सनातन वैदिक संस्कृत में प्रत्येक दिन एक पर्व त्यौहार के रूप में माना जाता रहा है। आज की जीवन शैली आधुनिकता के साधनो के अत्यधिक प्रयोग के कारण कुछ ऐसी हो गयी है कि उसमे शरीर को अधिक श्रम नहीं करना पड़ता है। मानसिक तनाव जरूरत से ज्यादा रहता है जिससे अकारण रोगो के शिकार होते जाते है, और आधुनिक चिकित्सा में धन के साथ स्वास्थय जैसी अमूल्य निधि भी गवाँ बैठते है। ऐसे लोगो को ध्यान में रखते हुए ही यह पुस्तक लिखी गयी है। इसमें अनेक रोगों को तुलसी के उपयोग से दूर किया जा सकता है। हमारा पूरा विश्वास है की यह तुलसी से चिकित्सा का ज्ञान सभी के लिए लाभपर्द सिद्ध होगी।

संदेश

इस पुस्तक में उपलब्ध जानकारी सिर्फ ज्ञान के लिए है, ना कि स्वास्थ्य निर्देशन के लिये। इस पुस्तक में दी हुए किसी भी सूचना के लिए लेखक,पब्लिशर एवं डिस्ट्रीब्यूटर किसी भी तरह से जिम्मेदार नहीं है और उनके ऊपर किसी भी प्रकार की जिम्मेदारी नहीं होगी और न ही किसी भी प्रकार की कार्यवाई की जा सकेगी। इस पुस्तक में दिए गए प्रयोग इस्तेमाल करने से पहले पाठक किसी जानकार व्यक्ति से सलाह अवश्य ले।

पाठक, किसी जानकार व्यक्ति के परामर्श के बिना, स्वयं की इच्छानुसार इस पुस्तक में दिये हुए विचारों एवं सुझावों का अनुसरण करता है, तो वह स्वयं इसके लिए जिम्मेदार होगा।

इस पुस्तक में लेखक ने अपने अनुभव और भारतीय आयुर्वेदिक ग्रन्थों के आधार पर जानकारी देने का प्रयास किया है। यदि आप पहले से किसी रोग से ग्रसित है और किसी डॉक्टर का उपचार ले रहे है, तो उसे बंद ना करें। बल्कि सुझाये हुए प्रयोग साथ में करें।

इस पुस्तक में दी गयी जानकारी के दुरूपयोग के लिये लेखक, पब्लिशर एवं डिस्ट्रीब्यूटर जिम्मेदार नहीं होंगे।

1

तुलसी

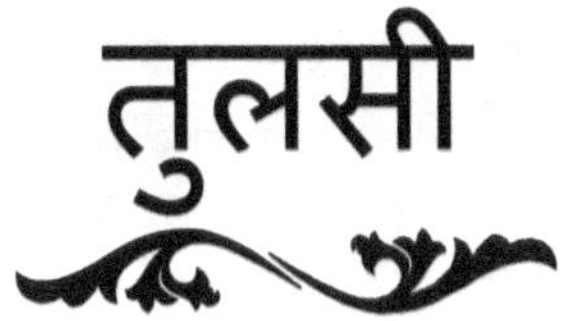

सामान्यतः लोग तुलसी की दो प्रजातियों को जानते है, रामा और श्यामा जबकि तुलसी की कई प्रजातिया होती है जैसे- वनतुलसी, वनतुलसी (जंगली),रामतुलसी, बर्बरी तुलसी, श्यामा तुलसी आदि। औषधि के रूप में कृष्ण तुलसी का प्रयोग ज्यादा किया जाता है, क्योकि कृष्ण तुलसी की गंध और रस में तीक्ष्णता होती है।

वनतुलसी

वनतुलसी को गनेरी, चुनडी और कुरी के नाम से भी जाना जाता है। इसका औषधि के रूप में पंचाँग इस्तेमाल होता है। वनतुलसी झाड़ीनुमा गुल्म होती है जिसकी शाखाओं पर वक्र कंटक होते है। इसके पुष्प गुच्छों में होते है जोकि भिन्न वर्णी होते है जैसे सफेद, गुलाबी तथा पीले। इसके फल गोल और हरे होते है जो पकने पर काले हो जाते है। वनतुलसी का स्वाद कटु होता है तथा इसमें स्वेदजनन, वातानुलोमक, उदवेष्टरोधी और प्रतिरोधी गुण पाए जाते है।

वनतुलसी तुलसी में कई प्रकार के रासायनिक संगठन भी पाए जाते है जैसे -

कैमरीन, माइक्रॉनीन, लैंटानीन, लैन्टाडीन, एरेकिडिक अम्ल, लिनोलिक अम्ल, मिरस्टिक अम्ल, पामिटिक अम्ल, सिट्राल, युजिनोल, फरफ्युराल, जिरानिआल, लिनालूल, अल्फा-एमिरिन, बीटा-सिटोस्टिरॉल, लांटानिक अम्ल, लांटाडीन ए तथा बी, वर्बेस्कोसेस तथा

लैंटानेन आदि।

वनतुलसी (जंगली)

वनतुलसी को जंगली तुलसी, काली तुलसीके नाम से भी जाना जाता है। इसका औषधि के रूप में पंचाँग, पत्र तथा बीज इस्तेमाल होता है। वनतुलसी एक वर्षीय अतिशाखित रोमश छोटा छुप है। इसके पत्ते सरल हल्के हरे रंग के अभिमुखी होते है। इसके पुष्प सफेद शाखओं के अंत भाग में मंजरियों में हरित चक्रो में होते है। वनतुलसी का स्वाद तीक्ष्ण-सुगंधित होता है तथा इसमें कफ निःसारक, दीपन, उत्तेजक और प्रशामक गुण पाए जाते है।

वनतुलसी तुलसी में कई प्रकार के रासायनिक संगठन भी पाए जाते है जैसे -

ग्लाइकोसाइड्स, एल्कलोइड्स, टैनिन्स, सैवानिन, विटामिन सी, कैरोटीन, सिस्टोस्टीरॉल, वसा अम्ल पामिटिक अम्ल, आलिक अम्ल, लिनोलिक अम्ल, लिनोलेनक अम्ल तथा श्लेष्मक तत्व आदि।

रामतुलसी

रामतुलसी को अर्जक, मरुआडोनाके नाम से भी जाना जाता है। इसका औषधि के रूप में पंचाँग, पत्र तथा बीज इस्तेमाल होता है। रामतुलसी एक वर्षीय लघु छुप है। रामतुलसी २-३ फीट ऊँचा होता है। इसके पत्ते सरल हल्के हरितवर्णी अभिमुखी होते है। इसके पुष्प सफेद चक्र हरितवर्णी होते है जो शाखाओं अंत में मंजरियों में लगते हैं। रामतुलसी का स्वाद तीक्ष्ण होता है तथा इसमें कफ निःसारक, दीपन, सुगंधित, उत्तेजक तथा रुचिकर गुण पाए जाते है।

रामतुलसी तुलसी में कई प्रकार के रासायनिक संगठन भी पाए जाते है जैसे -

स्टीरॉइड्स, एस्कोर्बिक अम्ल, ग्लाइकोसाइड्स, सैपोनिन्स, टैनिन्स तथा थायमॉल आदि।

बर्बरी तुलसी

बर्बरी तुलसी को काली तुलसी, सबजा, जंगली तुलसी, अजगंधिकाऔर मरुबकके नाम से भी जाना जाता है। इसका औषधि के रूप में पंचाँग, पत्र तथा बीज इस्तेमाल होता है। बर्बरी तुलसी का १-३

फूट ऊंची होती है। इसके शाखाएँ हरी या फीके पीले रंग के होते है। इसके पुष्प चक्र बैंगनी या हरित वर्णी होते है। काली तुलसी की आयु १ वर्ष तक की होती है।बर्बरी तुलसी का स्वाद तिक्त,कटु होता है तथा इसमें वातानुलोमक, मूत्रल, सेदजनन, कृमिघ्न, प्रशामक, कफघ्न और सुगंधित गुण पाए जाते है।

बर्बरी तुलसी में कई प्रकार के रासायनिक संगठन भी पाए जाते है जैसे -

ओसिमीन, मिथाईल चेविकाल, सिनीयाल, लिनलूल, पिनिन-कैम्फर टरपीन हाईड्रेट और बेसिल कैम्फरआदि।

श्यामा तुलसी

श्यामा तुलसी को सुरसा, कृष्ण तुलसी,तुलसी गौरी, वृंदाके नाम से भी जाना जाता है। इसका औषधि के रूप में पंचाँग, पत्र, कांड तथा बीज इस्तेमाल होता है। श्यामा तुलसी एक वर्षीय अतिशाखित रोमश छुप है। इसके कांड चौपहल, शाखाएँ सीधी एवं फैली हुए होती है। इसके पत्ते सरल हल्के हरे रंग के अभिमुखी होते है किन्तु कुछ के पत्ते एवं डांडिया काली हरी होती है। इसके पुष्प सफेद हरित चक्रो में होते है। श्यामा तुलसी का स्वाद तिक्त होता है तथा इसमें कफ निःसारक,स्वेदजनन, वातानुलोमक, दीपन, उत्तेजक, प्रशामक, हृदयबल्य औरकृमिघ्न गुण पाए जाते है।

श्यामा तुलसी में कई प्रकार के रासायनिक संगठन भी पाए जाते है जैसे -

यूजीनॉल, यूजीनॉल मिथाइल ईथर, करबाक्रोल, कैरयोफायलिन, अर्सोलिक अम्ल, एपीजैनिन, ल्युटियोलिन, एस्कोर्बिक अम्ल, कैरोटीन, अल्कलॉयइड्स, ग्लाइकोसाइइड्स, सैपोनिन तथा टैनिन्स तत्व आदि।

2

तुलसी का महत्व

तुलसी केवल शारीरिक व्याधियों को ही दूर नहीं करती है,अपितु मनुष्य के आंतरिक भावों और विचारो पर भी इसका सकारात्मक एवं कल्याणकारी प्रभाव पड़ता है।

तुलसी में वातावरण को शुद्ध करने की क्षमता होती है तथा तुलसी का पौधा जहां भी रहता है वहाँ स्वतः ही सात्विक भावनावो का विस्तार होने लगता है।

तुलसी के सम्पर्क में रहने से शारीरिक, मानसिक तथा आत्मिक लाभ प्राप्त होता है।

पुराणकारों के अनुसार-

"तुलसी में समस्त देवताओं का निवास सदैव रहता रहता है। इसलिए जो लोग उसकी पूजा करते हैं, उनको अनायास ही सभी देवों की पूजा का लाभ प्राप्त हो जाता है।"

"तुलसी के लगाने एवं रक्षा करने, जल देने, दर्शन करने, स्पर्श करने से मनुष्य के वाणी मन और काया के समस्त दोष दूर होते है।"

"जिस स्थान पर तुलसी का एक पौधा रहता है, वहा पर ब्रम्हा विष्णु और शिव आदि समस्त देवता निवास करते है।"

"तुलसी पत्रों में पुष्कर आदि तीर्थ, गंगा आदि सरिताएँ और वसुदेव आदि देवों का निवास होता है।"

"प्राचीनकाल में अमृत मंथन के अवसर पर समस्त औषधियों और रसों भस्मों से पहले विष्णु भगवान ने समस्त प्राणियों के उपकारार्थ तुलसी को उतपन्न किया।"

तुलसी के गुणों के बारे विभिन्न प्राचीन गन्र्थो में इस प्रकार से वर्णित है:

चरक संहिता के अनुसार-

"सुरसा हिचकी, खाँसी, विष विकार, पसली के दर्द को मिटाने वाली है। इससे पित्त की वृद्धि और दूषित कफ तथा वायु का शमन होता है, यह दुर्गन्ध को भी दूर करती है।"

भाव प्रकाश के अनुसार-

"तुलसी कटु, तिक्त हृदय के लिए हितकर, त्वचा के रोगों में लाभदायक, पाचन शक्ति को बढ़ाने वाली, मूत्रकृच्छ के कष्ट को मिटाने वाली है, यह कफ और वात संबंधी विकारों को ठीक करती है।"

धन्वन्तरि निघंटु के अनुसार-

"तुलसी हल्की उष्ण, रुक्ष, कफ दोषों और कृमि दोषों को मिटाने वाली और अग्निदीपक होती है।"

राजबल्ल्भ निघंटु के अनुसार-

"तुलसी पित्तकारक तथा वात कृमि और दुर्गन्ध को मिटाने वाली है,पसली के दर्द, खांसी, श्वास, हिचकी में लाभकारी है।"

कैदेव निघंटु के अनुसार-

"तुलसी तीक्ष्ण, कटु, कफ, खाँसी, हिचकी, उलटी, कृमि, दुर्गंध, पाशर्व, शूल, कोढ़, आखों की बीमारी आदि में लाभकारी है।"

आगे के अध्यायों में आप रोगानुसार तुलसी के प्रयोग के बारे में जानेंगे।

3

पुरुषों में वीर्य और मूत्र संबंधी रोग

वीर्य पुष्टि / स्तंभन शक्ति

तुलसी मूल का चूर्ण बनाकर पान में सुपाड़ी की जगह रखकर खाने से वीर्य पुष्ट होता है और स्तंभन शक्ति बढ़ती है।

पुरुषतत्व वृद्धि

तुलसी मूल और बीज का चूर्ण में गुड़ मिलाकर ३-५ ग्राम प्रतिदिन दूध के साथ सेवन करने से पुरुषतत्व की वृद्धि होती है।

वीर्य निर्बलता

६० ग्राम तुलसी का बीज, ४८ ग्राम मूसली, ७२ ग्राम मिश्री इन सबको आपस पीसकर चूर्ण बना ले। इस चूर्ण को ३-५ ग्राम प्रतिदिन गाय के दूध के साथ सेवन करने से वीर्य निर्बलता में सुधार होता है।

तुलसी के बीज २-३ ग्राम और १ ग्राम खांड का पुराना शीरा आपस में मिलाकर सुबह-सायंकाल सेवन करने से वीर्य निर्बलता में सुधार होता है।

मूत्र दाह

५ तुलसी के पत्ते के रस को २५० ml दूध और ४०० ml पानी में मिलाकर पीने से मूत्र दाह ठीक होता है।

प्रमेह/धातु क्षीणता/मूत्र-कृच्छ

६ ग्राम तुलसी के बीज को २५० ml जल में रात को भिगो दे और सुबह उठ कर ठंडाई की तरह मिलाकर पिए इससे प्रमेह,धातु क्षीणता, मूत्र-कृच्छ में लाभ होता है।

सुजाक

६ ग्राम तुलसी के बीज, ६ ग्राम छोटी इलाइची के दाने और ६ ग्राम कलमी शोरा इन सबका चूर्ण बना ले। फिर इस चूर्ण को खाकर १०० ml दूध और २५० ml पानी से बनी हुए लस्सी पिए। इससे सुजाक रोग में बहुत लाभ मिलता है।

मूत्र में जलन

५ ग्राम तुलसी के बीज, १ ग्राम जीरे का चूर्ण, ३ ग्राम मिश्री, इन सबको आपस में मिलाकर सुबह-शाम दूध के साथ सेवन करने से लेने से मूत्र जलन में लाभ होता है।

नपुंसकता/पौरुष शक्ति में वृद्धि

६ ग्राम तुलसी बीज चूर्ण अथवा ६ ग्राम मूल चूर्ण, ६ ग्राम गुड़, आपस में मिलाकर गाय के दूध के साथ लगातार छह सप्ताह तक सुबह सांयकाल लेते रहने से नपुंसकता में लाभ होता है। तथा पौरुष शक्ति में वृद्धि होती है।

शीघ्रपतन

८-१० ग्राम कृष्ण तुलसी की जड़ को पीसकर पान में रखकर खाने से शीघ्रपतन में लाभ होता है।और स्तम्भन शक्ति बढ़ती है।

4
स्त्रियों में विशेष रोग

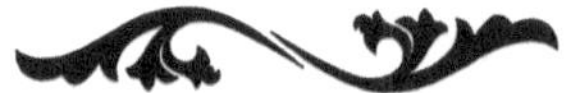

स्त्रियों में मासिक धर्म का रुकना

तुलसी का पंचांग, सौंठ, नीबू की छाल का गूदा, अजवायन, तालीश का पत्र, इन सबका जौकुट बना ले। २५० ml पानी में १२ ग्राम जौकुट लेकर काढ़ा बनाए जब पानी ६० ml रह जाये तो इसे छान कर पी ले। कुछ समय तक इस तरह का काढ़ा पीने से रुका हुआ मासिक धर्म खुल जाता है।

गर्भ निरोधक

मासिक धर्म के दौरान कृष्ण तुलसी के पत्ते से बना काढ़ा पीने से गर्भ स्थापना की संभावना काफी कम हो जाती है। यह गर्भ निरोधक की तरह काम करता है।

संतानोत्पत्ती

पहले कुछ सप्ताह तक तुलसी के पत्ते का बना काढ़ा पीने और उसके बाद कुछ सप्ताह तक तुसली के बीज का शरबत पीने से संतानोत्पत्ती की संभावना काफी बढ़ जाती है।

स्त्री बंध्या

तुलसी और कुशातंत्र से मार्जन करने से जिस स्त्री की संताने जीवित नहीं रहती है वह दीर्घजीवी और निरोग पुत्र उतपन्न करती है।

गर्भिणी स्त्री की पेट एवं छाती की खुजली

वन तुलसी के बीजो का कल्क बनाकर उसका लेप करने से गर्भिणी स्त्री की पेट एवं छाती की खुजली में आराम मिलता है।

प्रदर रोग

तुलसी के पत्ते के रस में जीरा पीसकर देसी गाय के धारोष्ण दूध के साथ सेवन करने से प्रदर रोग ठीक होता है तथा स्त्री का स्वास्थ्य भी ठीक होता है।

प्रसव पीड़ा

प्रसव के समय तीव्र पीड़ा होने पर तुलसी के पत्ते का रस १२ ग्राम पिलाने से प्रसव पीड़ा में काफी आराम मिलता है। प्रसव के समय तुलसी के पत्ते का रस पीने से गर्भस्थ शिशु के बहार निकलें में सरलता होती है। तुलसी का मूल स्त्री के कमर में बांधने से भी प्रसव पीड़ा में काफी आराम मिलता है।

5

उदर से संबंधी रोग

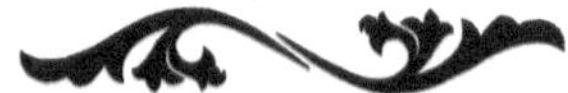

अजीर्ण रोग

१२ ग्राम तुलसी के पत्तो का रस प्रतिदिन पीने से अजीर्ण रोग दूर हो जाता है।

दस्त/पाचन शक्ति

कृष्ण तुलसी के पंचांग का काढ़ा पीने से दस्त में काफी आराम मिलता है तथा पाचन सकती बढ़ती है।

दस्त

कृष्ण तुलसी का पंचांग में २-३ ग्राम जायफल का चूर्ण मिलाकर काढ़ा बना ले। धीरे-धीरे इस काढ़े को पीने से दस्त में शीघ्र आराम होता है।

पेट दर्द

तुलसी पत्र का रस १ चम्मच, अदरक का रस १ चम्मच, आपस में मिला कर दिन में ३ बार पीने से पेट दर्द में तुरंत लाभ होता है।

पेट के कीड़े

१० तुलसी के पत्र, १ ग्राम बायबिडंग को आपस में मिलाकर इसका कल्क बना ले। इसको सुबह सायंकाल ताजे जल के साथ पीने से पेट के कीड़े मर जाते है।

मंदाग्नि/दस्त साफ होना

२४ ग्राम तुलसी पत्ते का रस, २४ ग्राम सहजन के पत्ते का रस, आधा चुटकी सेंधा नमक। इन सबको आपस में मिलाकर सेवन करने से मंदाग्नि मिट जाती है तथा दस्त साफ होता है।

6

सभी प्रकार के ज्वर (बुखार)

जुकाम से होने वाले ज्वर

१० से १५ कृष्ण तुलसी के पत्ते का रस और सामान मात्रा में अदरक के रस शहद के साथ मिलाकर सेवन करने से जुकाम से होने वाले ज्वर में लाभ होता है।

मलेरिया

१० कृष्ण तुलसी के पत्ते, आधा चम्मच काली मिर्च का पावडर को आपस में पीस कर उसकी गोली बनाकर छाया में सुखाकर, दिन में तीन-तीन घंटे के अन्तराल पर जल के साथ दो-दो गोलियाँ सेवन करने से मलेरिया ठीक हो जाता है।

सभी तरह के बुखार

१० कृष्ण तुलसी के पत्ते, आधा चम्मच काली मिर्च का पाउडर, २ ग्राम अजवाइन का पाउडर, ३ ग्राम सौंठ का पाउडर आपस में पीस कर ५० ml जल में घोल ले। फिर आग से तप्पे हुए मिटटी के पात्र में मिश्रण को डाल कर उसका भाप पुरे शरीर पे लगाए, जब मिश्रण थोड़ा ठंडा हो जाये जिसकी पिया जा सके तो उसमे एक चुटकी सेंधा नमक मिलाकर पी ले इससे सभी तरह के बुखार बहुत जल्दी ठीक हो जाता है।

१० कृष्ण तुलसी के पत्ते तथा १० सूरजमुखी के पत्ते आपस में मिलाकर पीस ले, फिर उसका रस छान कर पीने से सभी तरह के बुखार हुत जल्दी ठीक हो जाता है।

मंद ज्वर

१२ ग्राम कृष्ण तुलसी के पत्ते का रस तथा १२ ग्राम पुदीना के पत्ते के रस में ३ ग्राम गुड़ मिलाकर दिन में दो बार सेवन करने से मंद ज्वर ठीक हो जाता है।

६ ग्राम तुलसी के पत्ते, १० दाना काली दाख, १ ग्राम कालीमिर्च पाउडर, १ ग्राम पुदीना पाउडर, इन सबको आपस में मिलाकर चूर्ण बना ले। फिर मिश्री मिलाकर ठंडाई की तरह पीने से मंद ज्वर में लाभ होता है।

शीत ज्वर

१० से १५ तुलसी के पत्ते के रस में ६ ग्राम अदरक का रस और 6 ग्राम पुदीना पत्ते का रस मिलाकर इसका काढ़ा पीने से शीत ज्वर में लाभ होता है।

विषम ज्वर

१० से १५ तुलसी के पत्ते और ५ काले सहजन के पत्ते आपस में मिलाकर उसका कल्क बना ले, फिर गुनगुने जल के साथ सेवन करने विषम ज्वर ठीक होता है।

कृष्ण तुलसी के पत्ते का रस १० से १५ ml दिन में दो बार पीने से विषम ज्वर और पुराने ज्वर ठीक होता है।

ठंड के साथ बुखार

१२ ग्राम कृष्ण तुलसी के पत्ते, १२ ग्राम कालीमिर्च, १२ ग्राम करेले का पत्ता, ४८ ग्राम कुटकी इन सभी को आपस में मिलाकर पीस ले तथा मटर के बराबर गोलियाँ बनाकर छाया में सुखा ले। फिर दो-दो गोलियाँ सुबह सांयकाल ठंडे जल के साथ सेवन करने से ठंड के साथ आने वाले बुखार दूर होता है।

कफ के साथ ज्वर

६ ग्राम कृष्ण तुलसी के पत्ते, ६ ग्राम नागरमोथा, ६ ग्राम सौंठ का बना काढ़ा पीने से कफ के साथ होने वाला ज्वर ठीक होता है।

सदैव रहने वाले ज्वर

१० कृष्ण तुलसी के पत्ते के रस में २ छोटी पीपल पीस कर, उसमे १ चम्मच शहद मिलाकर गुनगुना कर के चाटने से सदैव रहने वाले ज्वर ठीक हो जाता है।

फसली बुखार

५ ml तुलसी के पत्ते का रस और ५ ml नीम की सींक के रस में आधी चुटकी किलीमिर्च का पाउडर मिलाकर ५० ml जल में गुनगुना कर के पीने से फसली बुखार दूर होता है।

7

जुकाम और खाँसी

हरारत के साथ जुकाम

१० कृष्ण तुलसी के पत्ते, मिश्री और दूध से बना काढ़ा पीने से हरारत के साथ जुकाम में लाभ होता है।

तुलसी पत्र, हल्दी पाउडर और कालीमिर्च से बना हुआ काढ़ा पीने से हरारत के साथ जुकाम में लाभ होता है।

साधारण खाँसी

१० ml कृष्ण तुलसी के पत्ते का रस, १० ml अड़ूसा के पत्ते का रस आपस में मिलाकर सेवन करने से शीघ्र लाभ होता है।

१२ ग्राम तुलसी के बीज, १२ ग्राम गिलोय, १२ ग्राम सौंठ, १२ ग्राम कटेरी का मूल आपस में मिलाकर चूर्ण बना ले। फिर १ चम्मच चूर्ण १ चम्मच शहद के साथ खाने से लाभ होता है।

तुलसी के पत्ते के रस में मुलहठी का सत मिलाकर चाटने से खाँसी दूर होती है।

तुलसी और कसौंदी के पत्ते का रस मिलाकर सेवन करने से लाभ होता है।

तुलसी के पत्र के साथ भुनी हुए ४-५ लौंग खाने से सभी प्रकार की खांसी में लाभ होता है।

६ ग्राम तुलसी पत्र, १२ ग्राम गेहूँ का चोकर, ६ ग्राम मुलहठी इनसबको २५० ml पानी में डाल कर पकाए। जब पानी आधा रह जाये

तो इसे छान कर इसमें खांड मिलाकर पीने से शीघ्र लाभ होता है।

कुकर खाँसी

६ ग्राम तुलसी की मंजरी, ६ ग्राम बच, ६ ग्राम पीपल तथा २४ ग्राम मिश्री, २५० ml जल में डाल कर उबाले। जब जल करीब १०० ml रह जाये तो इसे छानकर रख ले। फिर दिन में ४ से ५ बार ५-५ ml लें इस तरह कुकर खाँसी में बहुत लाभ होता है।

१२ ग्राम तुलसी की मंजरी और १२ ग्राम अदरक लेकर इसका कल्क बना ले। फिर १ चम्मच शहद के साथ खाये कुकर खाँसी में लाभ होता है।

8

सिर दर्द से संबंधी रोग

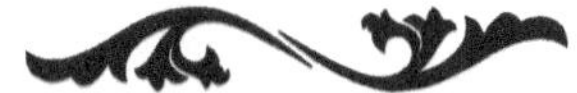

पुराना सिर का दर्द

३० कृष्ण तुलसी के पत्ते, १-२ सफेद मिर्च, ८-१० नग तुरिया, इन सबका कल्क बनाकर इसका रस निचोड़ ले। नित्य सुबह-सायंकाल लेने से पुराने सिर का दर्द दूर हो जाता है।

सिर दर्द

१०-१५ कृष्ण तुलसी के सूखे पत्ते का चूर्ण अथवा ३-५ ग्राम कृष्ण तुलसी के बीजों का चूर्ण कपड़े में बाँध ले। इसे सूँघनी की तरह सूँघने से सिर दर्द से आराम होता है।

कृष्ण तुलसी के मूल को चंदन की तरह घिसकर ललाट और सिर पर लेप करने से सिर दर्द दूर हो जाता है।

आधा शीशी का दर्द

१५-२० कृष्ण तुलसी के पत्ते, २-३ कालीमिर्च, इन सबका कल्क बनाकर इसका रस निचोड़ ले। नित्य सुबह-सायंकाल नस्य लेने से आधा शीशी का दर्द दूर हो जाता है।

सिर का कठिन दर्द

३-५ ग्राम वन तुलसी का फूल, २-३ कालीमिर्च, इन सबको जलते हुए कोयले अथवा लकड़ी पर डालकर उसका धुआँ सूंघने से सिर का कठिन

दर्द ठीक हो जाता है।

९

फोड़ा, घाव और चर्म से संबंधी रोग

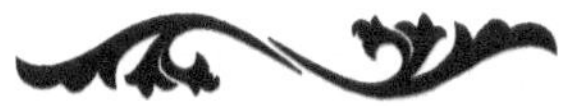

सफेद दाग

कृष्ण तुलसी के पत्ते को गंगाजल में पीसकर निरंतर लगाते रहने से सफेद दाग बहुत जल्दी ठीक हो जाते है।

दाद

कृष्ण तुलसी के पत्ते को नींबू के रस में पीसकर दाद पर लगाने से दाद ठीक हो जाते है।

समान भाग में तुलसी के पत्र और नीम के पत्र को देसी गाय के दही में पीसकर लगाने से दाद ठीक हो जाता है।

खुजली/चर्म रोग

२० ml कृष्ण तुलसी के पत्ते रस, १० ml तिली का तेल आपस में मिलाकर धीमी आग पर पकाएँ। अच्छे से पक जाने के बाद इसे छान ले, इसके प्रयोग से खुजली और चर्म रोग में काफी लाभ होता है।

तुलसी के मूल तथा पत्तो में कीटाणुनाशक गुण विशेष रूप में पाया जाता है। इस प्रकार से बने हुए तेल का प्रयोग करने से सभी प्रकार के चर्म रोगो में लाभदायक होता है। इस तेल की मालिश से त्वचा संबंधी रोग, खुजली, खुश्की आदि दूर हो जाती है।

फफोला/घाव

२० ml तुलसी के पत्ते का रस, २० ml नारियल का तेल आपस में फेंटकर लगाने से फफोला पड़ गया हो या घाव हो वह शीघ्र ठीक हो जाता है। आग से जल जाने पर जलन होने पर इसे लगाने से जलन मिट जाता है।

३० कृष्ण तुलसी के पत्र, १ चम्मच फिटकरी इन सबको खूब बारीक पीसकर घाव पर लगाने से वह शीघ्र ठीक हो जाता है।

बालतोड़

समान भाग में तुलसी के पत्र और पीपल की कोमल पत्तियां पीसकर लगाने से बालतोड़ में आराम होता है।

नाक में फुंसी

सामान भाग में तुलसी के पत्र और बेर को पीसकर सूँघने और लगाने से नाक के भीतर हुए फुंसी ठीक हो जाता है।

पेट के भीतर फोड़ा/गुल्म

कृष्ण तुलसी के पत्र और सोया के शाक का काढ़ा बनाकर उसमें आधी चुटकी सेंधा नमक मिलाकर पिने से पेट के भीतर फोड़ा या गुल्म ठीक हो जाता है।

बालों का झड़ना असमय सफेद होना

समान भाग में तुलसी के पत्र का चूर्ण और सूखे आँवले का चूर्ण आपस में मिलाकर, ताजे जल के साथ सिर को धोने से बालों का झड़ना असमय सफेद होना में लाभ होता है।

कखौरी (काँख के फोड़े)

समान भाग में तुलसी के पत्र, गूगल, राई और गुड़ इन सबको आपस में मिलाकर कल्क बना ले। कल्क को कपड़े में बांध कर गर्म करके बांधने से कखौरी (काँख के फोड़े) फूटकर ठीक हो जाता है।

कोढ़

२० ml कृष्ण तुलसी के पत्ते रस, १० ml तिली का तेल आपस में मिलाकर धीमी आग पर पकाएँ। अच्छे से पक जाने के बाद इसे छान ले, इस तेल को प्रातः काल एवं सायंकाल को लगाने तथा समान भाग में तुलसी के मूल का चूर्ण और सौंठ का चूर्ण गुनगुने पानी के साथ प्रातः काल एवं सायंकाल लगातार लेने से कोढ़ ठीक हो जाता है।

झांई/मुँहासे/काले दाग-धब्बे/सफेद दाग

२५० ml कृष्ण तुलसी के पत्ते रस, २५० ml काली कसौंदी का रस, २५० ml नीबू का रस। इन सबको तांबे के बर्तन में मिलाकर सूखने के लिए धुप में रख दे। कुछ दिनों में जब यह सुखकर गाढ़ा हो जाए तो इसे चेहरे पर लगाए बहुत जल्दी ही झांई, मुँहासे, काले दाग-धब्बे मिट जाते है तथा चेहरा साफ और सुंदर हो जाता है। अगर शरीर के किसी भाग पर सफेद दाग है उस पर इसे लगाने से सफेद दाग भी मिट जाते हैं।

10

बच्चों के रोग

छोटे बच्चो की खाँसी

तुलसी के पत्ते १ ग्राम, अतीस २ ग्राम और ककड़ासिंघी २ ग्राम, १ छोटा चम्मच शहद में मिलाकर माँ के दूध के साथ पिलाने से लाभ होता है।

बच्चों का शीतला ज्वर

१२ ग्राम तुलसी पत्र, १२ ग्राम मैथी, ६ ग्राम कूट २०० ml जल में उबाले। जब पानी ५० ml रह जाये तो इसे छान कर रख ले जब जल ठंडा हो जाये तो बच्चे को पिलाये तुरंत लाभ होता है।

बच्चों को शीतला निकलने पर

६ ग्राम तुलसी की मंजरी, ६ ग्राम अजवाइन, ६ ग्राम अदरक इन सबको आपस में पीस कर पाउडर बना ले। बने हुए पाउडर को दिन में ४-५ बार सेवन कराने से लाभ होता है।

बच्चों में सर्दी के साथ खाँसी

२० ग्राम तुलसी के पत्ते का रस, २० ग्राम अदरक का रस, २० ग्राम अजवाइन, ५० ग्राम शहद, इन सबको आपस में मिला कर किसी काँच या चीनी मिट्टी के बर्तन में रख ले। इसमें से दिन में तीन बार ३० से ६० बून्द पिलाने से लाभ होता है।

बच्चों में सभी प्रकार के ज्वर

१२ ग्राम तुलसी पत्र, १२ ग्राम अजवाइन, १२ ग्राम बबूल की कोपल, २५० ml जल में डालकर उबाले। जब जल ५० ml रह जाये तो इसे छानकर बच्चों को पीलाने से सभी प्रकार के ज्वर में लाभ होता है।

बच्चों का पेट फूलना

तुलसी का स्वरस बच्चे की आयु के अनुसार ३-५ ग्राम पिलाने से बच्चों का पेट फूलना में तुरंत आराम मिलता है।

बच्चों के दांत निकलते समय दस्त का आना

तुलसी के पत्तो का चूर्ण को अनार के जूस में मिलाकर पीने से आराम मिलता है।

सुखी खाँसी

समान भाग में तुलसी का पत्र, खसखस तथा मुलहठी को पीसकर इसमें सामान भाग में खांड मिलाकर गुनगुने पानी के साथ सेवन करने से लाभ होता है।

11
आँख, नाक, कान और दाँत से संबंधी रोग

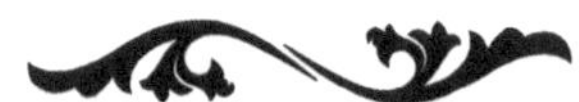

आँख का दर्द एवं सुर्खी

२ ग्राम तुलसी का बीज, २ ग्राम रसौत, २ ग्राम आमा हल्दी, आधा ग्राम अफीम, इन सबको घीग्वार के गूदे में मिलाकर पेस्ट नुमा बना ले। आँखों के चारो ओर लेप करने से आँख का दर्द एवं सुर्खी में लाभ होता है।

नेत्र पीड़ा

तुलसी के पत्तो का रस आँखों में आँजने से नेत्र पीड़ा दूर होता है।

तुलसी के पत्तो के रस में असली शहद मिलाकर आँखों में टपकाने से नेत्र पीड़ा के साथ अन्य रोग भी दूर हो जाते है।

आँखों में सूजन और खुजली

तुलसी के पत्तो से बने काढ़ा में थोड़ी सी फिटकरी मिलाकर काढ़ा को गुनगुना होने तक रख दे। इसके बाद साफ रुई को इसमें भिगोकर बार-बार पलको को सेकने से आँखों का सूजन काम हो जाता है तथा खुलजी भी ठीक हो जाती है।

कान दर्द / कान का बहना

तुलसी के पत्ते का रस थोड़ा गुनगुना कर के २-४ बून्द कान में डालने से कान का दर्द, कान का बहना, श्रवण शक्ति का कम होना या कान में पीव पड़ जाने से दुर्गंद का आना सब ठीक हो जाता है।

नाक दर्द

तुलसी के पत्तो का कल्क बनाकर सुघनी की तरह सूंघने से नाक के भीतर का दर्द, जख्म अथवा फुंसी में लाभ होता है।

नाक में पीनस रोग

तुलसी के पत्ते के रस में कपूर मिलाकर नस्य लेने से नाक में पीनस रोग होकर कीड़े पड़ जाने और दुर्गंध होने में लाभ मिलता है।

दांत दर्द

१० तुलसी के पत्ते, २-३ कालीमिर्च इन सबका कल्क बनाकर दांतो में दर्द होने वाले स्थान पर रखने से लाभ होता है।

12

गठिया एवं जोड़ों से संबंधी रोग

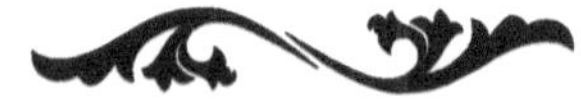

गठिया का रोग

१० ग्राम कृष्ण तुलसी के पत्ते, १० ग्राम मूल, १० ग्राम मंजरी, १० ग्राम डंठल और १० ग्राम बीज इन सबका चूर्ण बना ले। ५ ग्राम इस चूर्ण को ५ ग्राम पुराने गुड़ के साथ प्रातः-सायं दोनों समय बकरी के दूध के साथ सेवन करने से गठिया का रोग दूर हो जाता है।

वन तुलसी के पंचांग को पानी में उबालकर उसका भाफ लेने से गठिया और लकवा लाभ होता है।

जोड़ो में दर्द

कृष्ण तुलसी के पत्तों का रस सुबह-सांयकाल पीने से जोड़ो में रहने वाले दर्द ठीक हो जाता है।

वात से नाड़ियों में दर्द

कृष्ण तुलसी के पंचांग का काढ़ा पिने से वात की अधिकता के कारण नाड़ियों में उत्पन्न दर्द ठीक हो जाता है।

13

मस्तिष्क और स्नायु से संबंधी रोग

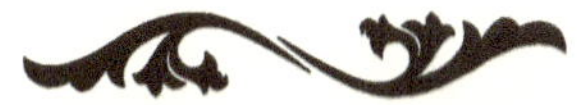

मस्तिष्क शक्ति

तुलसी की १०-१५ पत्ते, ४-५ कालीमिर्च, २-४ बादाम इन सबका कल्क बना ले। फिर १ चम्मच शुद्ध शहद मिलाकर सुबह लगातार पिया जाये तो मस्तिष्क की शक्ति बढ़ती है।

मस्तिष्क निर्बलता/स्मरण शक्ति/मेधा की वृद्धि

प्रातः काल स्नान करने के तुरंत बाद कृष्ण तुलसी के ५-७ पत्ते ताजे जल के साथ निगलने से मस्तिष्क की निर्बलता दूर होती है, स्मरण शक्ति तथा मेधा की वृद्धि होती है।

मृगी रोग

समान भाग में तुलसी के पत्र और नीम के पत्र को पीसकर उबटन की तरह नियमित रूप से लगाने से मृगी रोग में काफी लाभ होता है। यह क्रिया लगातार और लंबे समय तक करनी चाहिए।

उन्माद

५ ml कृष्ण तुलसी के पत्ते का रस, ५ ml ब्राह्मी का रस, २५० ml ताजे जल में डालकर नित्य सुबह सेवन करने से मस्तिष्क दुर्बलता से उतपन्न उन्माद ठीक हो जाता है।

मूर्छा/बेहोशी

तुलसी के पत्ते के रस में चुटकी भर नमक मिलाकर नाक में २-४ बूँद टपकाने से मूर्छा और बेहोशी में लाभ मिलता है।

ज्ञानेंद्रिय शक्ति

कृष्ण तुलसी के पंचांग का श्रद्धापूर्वक नियमित सेवन करने से सभी ज्ञानेंद्रियों की क्रिया शुद्ध होती है, तथा उनकी शक्ति बढ़ती है।

14

सर्पदंश

साँप के काटने पर

तुलसी के पत्ते को पीस कर उसमे मक्खन मिलाकर साँप के काटे हुए स्थान पर लेप करे। लेप जब काला पड़ जाए तो लेप को बदलकर नया लेप लगा ले। ऐसे करने से तुलसी के पत्ते समस्त विष को खींच लेते है, जिससे विष का प्रभाव दूर होकर रोगी की प्राणो की रक्षा होती है।

चरक संहिता के अनुसार-

साँप के विष में तुलसी, काकतिंतु, इंद्रायण, पुननर्वा, मकोय और सरिस के बीजों को एक साथ पीसकर लगाएँ, नाक में टपका दें और कुछ भाग पिला दें।

साँप के काटने पर बरबरी तुलसी के बीज या बुबई तुलसी के बीजों को मुख में लेकर चबाना चाहिए। जब तुलसी बीज का लुआब बन जाये तो आधा भाग खा लेना चाहिए , और आधा भाग साँप के काटे जगह पर लेप करना चाहिए। साथ में ६० ग्राम तुलसी के पत्तो का रस पिने से शीघ्र लाभ होता है।

15
विविध रोग

बढ़े हुए अंडकोष की समस्या

समान भाग में तुलसी के पत्ते, अमरबेल, हुरहुर के पत्ते, ऊँट की मेंगनी, इन सबको गोमूत्र में पीसकर पका ले। अच्छी तरह से पकने के बाद अंडकोष के ऊपर गाढ़ा लेप करने से बढ़े हुए अंडकोष की समस्या ठीक हो जाती है।

विष (जैसे अफीम, धतूरा, कुचला आदि) खा लेने पर

२५-३० तुलसी के पत्तो को घिसकर २५० ml देसी गाय के घी में मिलाकर पीने से विष (जैसे अफीम, धतूरा, कुचला आदि खा जाने पर) का प्रभाव कम हो जाता है तथा आराम मिलता है। जबतक पूर्ण आराम ना हो जाये तबतक बार-बार पिलाते रहना चाहिए।

मुख का दुर्गंध

दिन में तीन बार खासतौर पर भोजन के ३० मिनट बाद तुलसी के ४-५ पत्ते चबाने से मुख में दुर्गंध आना बंद हो जाता है।

तृषा रोग

१० ml तुलसी के पत्ते का रस, १० ml नींबू का रस, १ चम्मच मिश्री, २५० ml ताजा जल, इन सबको शरबत की तरह बनाकर सेवन करने से तृषा रोग में लाभ होता है।

गले का दर्द

समान भाग में तुलसी के पत्ते का रस और शहद मिलाकर चाटने से गले का दर्द ठीक हो जाता है।

छाती/पेट/पिंडलियों में जलन

छाती, पेट तथा पिंडलियों में जलन उत्पन्न होने पर तुलसी की पत्ती और देवदारु की लकड़ी घिसकर चन्दन की तरह लेप करने से जलन में आराम मिलता है।

मच्छर/सांप/छछूंदर भगाने हेतु

कमरे में वन तुलसी के डाल रखने से या घर में वन तुलसी का पौधा लगाने से मच्छर, सांप तथा छछूंदर भाग जाते है। यह सभी जीव वन तुलसी की गंध को सहन नहीं कर पाते है।

पेचिश/मरोड़/आँव

२ ग्राम तुलसी के सूखे पत्र का चूर्ण, १ ग्राम काला नमक, १०० ग्राम देशी गाय का दही, इन सबको आपस में मिलाकर सेवन करने से पेचिश, मरोड़ और आँव की शिकायत में लाभ होता है।

बवासीर

समान भाग में तुलसी का मूल, नीम की निबोरियों की मिंगी आपस में मिलाकर चूर्ण बना ले। २-३ ग्राम प्रतिदिन छाछ के साथ सेवन करने से बवासीर में लाभ होता है।

पेट में तिल्ली का बढ़ जाना

समान भाग में तुलसी का मूल, नौसादर, भुना हुआ सुहागा और जवाखार लेकर पीसकर चूर्ण बना ले। २-३ ग्राम ताजे पानी के साथ सुबह खाने से पेट में बढ़ी हुए तिल्ली ठीक होती है।

शरीर में पित्ती का उठना

शरीर में पित्ती उठने पर २ ग्राम तुलसी के बीज को आँवला के मुरब्बे के साथ सेवन करने पर आराम मिलता है।

पसली में सर्दी का दर्द

६ ग्राम तुलसी के पत्ते का रस, ३ ग्राम पोंहकर मूल का चूर्ण आपस में मिलाकर गर्म करके दर्द के स्थान पर लेप करने से आराम होता है।

नेहरू की बीमारी में सूजन

तुलसी की मूल को घिसकर सूजन के स्थान पर लेप करने से कीड़े बाहर आ जाते है, तथा घाव ठीक हो जाते है सूजन में लाभ होता है।

हैजा

समान भाग में वन तुलसी के पत्ते, बीज की गिरी, नीम की छाल, अपामार्ग के बीज, गिलोय, इन्द्रजौ, १ लीटर पानी में डालकर पकाये, जब पानी आधा रह जाये तो १०-२० ml की मात्रा में थोड़ी-थोड़ी देर में देते रहे। इस तरह करने से हैजा ठीक हो जाता है।

व्रण प्रक्षालन/कीटदंश

तुलसी के पत्तो का स्वरस का बाह्य प्रयोग करने से व्रण प्रक्षालन और कीटदंश में लाभ मिलता है।

रक्तातिसार

५ ग्राम तुलसी के बीज को रात में जल में भिगो दे, प्रातः उठकर इनको पीसकर सेवन करने से रक्तातिसार में लाभ होता है।

बच्चो का वमन/अतिसार

३-५ ग्राम सफेद तुलसी या श्यामा तुलसी के बीज को पीसकर गाय के दूध में मिलाकर सेवन करने से बच्चो के वमन और अतिसार में लाभ होता है।

दद्रु/खाज/खुजली

रोगग्रस्त भाग पर तुलसी के पत्ते को लाल मिटटी में पीसकर लेप करने से लाभ होता है।

रात्रि अंधता

बरबरी तुलसी के पत्तों का रस १५-२० दिनों तक प्रतिदिन २-३ बंद आँख में डालने से लाभ होता है।

वात-शोथ

तुलसी के पत्ते के रस में घी और कालीमिर्च का चूर्ण मिलाकर सेवन करने से लाभ होता है।

उदर शूल

तुलसी के पत्तों का रस तथा अदरक का रस एक-एक चम्मच दो-दो घंटे पर सेवन करने से उदर शूल ठीक हो जाता है।

टॉन्सिल/सर्दी/खाँसी

तुलसी के ८-१० पत्ते, कालीमिर्च के २-३ दाने, पान (नागरबेल) का एक पत्ता, इन सबको साथ में १०-१५ दिनों तक प्रतिदिन चबाने से टॉन्सिल,सर्दी और खाँसी में लाभ होता है।

इओसिन फील/श्वासरोग

तुलसी के ८-१० पत्ते, वायविडंग १ चम्मच, इन सबका काढ़ा बनाकर प्रतिदिन एक चम्मच पीने से इओसिन फील और श्वासरोग में लाभ होता है।

कैंसर

कृष्ण तुलसी के पत्ते चबाकर ऊपर से जल पीने से कैंसर में लाभ होता है।

रक्तचाप

तुलसी के ५-७ पत्ते नियमित रूप से सेवन करने से रक्तचाप सामान्य होता है।

खुनी बवासीर

तुलसी के बीज २० ग्राम कूटकर, रात में मिटटी के बर्तन में १ लीटर जल लेकर भिगो दे। प्रातः उसमे १ चम्मच जीरा, १ चम्मच मिश्री मिलाकर पीने से बवासीर में खून का गिरना बंद हो जाता है।

तुलसी के बीज का चूर्ण को देसी गाय के दही के साथ सेवन करने से भी खुनी बवासीर में लाभ होता है।

मधुमेह

तुलसी में एंटीऑक्सीडेंट गुण होते हैं और रक्त मे ग्लूकोज के स्तर को कम करता है। नियमित रूप से तुलसी के पत्ते का रस का सेवन करने से मधुमेह से पीड़ित रोगियों को बहुत लाभ होता है।

हृदय रोग

नियमित रूप से तुलसी के पत्ते का रस का सेवन करने से कोलेस्ट्रॉल के स्तर को कम होता है। जिससे हृदय रोग में लाभ होता है।

सहनशक्ति

नियमित रूप से कृष्ण तुलसी के पत्ते का रस का सेवन करने से सहनशक्ति का विकास होता है।

गैस्ट्रिक विकार

नियमित रूप से कृष्ण तुलसी के पत्ते का रस का सेवन करने से गैस्ट्रिक विकारो में लाभ होता है।

तंत्रिका तंत्र विकार

१० ml कृष्ण तुलसी के पत्ते का रस, १० ml अड़ूसा के पत्ते का रस, १० ml गिलोय के पत्ते का रस। इन सबको आपस में मिलाकर पीने से तंत्रिका तंत्र के विकारो में लाभ होता है।

किडनी के रोग

१०-२० ml कृष्ण तुलसी के पत्ते का रस, १०-२० ml पथरचट्टा का रस, २ चम्मच शहद। आपस में मिलाकर सेवन करने से किडनी के रोग दूर होते है।

गुर्दे/किडनी की पथरी

१०-२० ml तुलसी के पत्ते का रस, १०-२० ml पथरचट्टा का रस, २ चम्मच शहद। आपस में मिलाकर ६ महीने तक दिन में ३ बार सेवन करने से गुर्दे और किडनी की पथरी मूत्र के माध्यम से बाहर निकल जाता है।

आंत्रशोथ

नियमित रूप से कृष्ण तुलसी के पत्ते का रस का सेवन करने से आंत्रशोथ में लाभ होता है।

गले में खराश

१०-२० ml तुलसी के पत्ते का रस, २५० ml जल में डालकर उबाले। उबले हुए जल से गराला करने और कुच्छ भाग पीने से गले का खराश ठीक हो जाता है।

ब्रोंकाइटिस /अस्थमा

नियमित रूप से कृष्ण तुलसी के १०-१५ पत्ते चबाने से ब्रोंकाइटिस और अस्थमा में लाभ होता है। तथा बना हुआ बलगम भी कम होता है।

श्वसन विकार

१० ml सुरसा तुलसी के पत्ते का रस, १० ml अड़ूसा के पत्ते का रस, ३-५ ग्राम मुलहटी का चूर्ण, १० ml अदरक कर रस, २ चमच्च शहद। इन सब से बना हुआ काढ़ा पीने से श्वसन विकार रोग दूर होते है।

इन्फ्लूएंजा

१० ml सुरसा तुलसी के पत्ते का रस, ३-४ लौंग, आधा चुटकी काला नमक से बना काढ़ा पीने से तुरन्त लाभ होता है।

तनाव

१०-१२ तुलसी के पत्ते दिन में २ बार चबाने से तनाव कम हो जाता है।

रक्त की शुद्धी

नियमित रूप से कृष्ण तुलसी के पत्ते का रस का जल के साथ सेवन करने से रक्त की शुद्धी होती है।

मुंह का अल्सर/संक्रमण

१०-१२ तुलसी के पत्ते दिन में ३ बार चबाने से मुंह का अल्सर और संक्रमण में लाभ होता है।

साइनसाइटिस (पीनसरोग)

तुलसी की कुच्छ पत्तियां और मंजरी को मसलकर सूंघने से साइनसाइटिस रोग में जल्दी आराम मिलता है।

डायरिया

१० तुलसी के पत्ते, १ ग्राम जीरा, दोनों को आपस में पीसकर १ चम्मच शहद में मिलाकर सेवन करने से डायरिया में लाभ होता है।

उपदंश रोग

तुलसी बीज का कल्क बना ले। फिर कल्क से दोगुना नीम का तेल लेकर उसमे कल्क को तबतक पकाये जबतक कल्क काला ना पड़ जाये, फिर तेल छान कर ठंडा कर ले। उपदंश के घावों पर लगाए तुरंत लाभ होता है।

वस्तिशोथ (ब्लैडर इन्फ्लेमेशन)/मूत्रपूय

६ ग्राम तुलसी के बीज, २ ग्राम जीरे का चूर्ण, ३ ग्राम मिश्री, इन सबको आपस में मिलाकर सुबह-शाम दूध के साथ सेवन करने से लेने से वस्तिशोथ (ब्लैडर इन्फ्लेमेशन) और मूत्रपूय में लाभ होता है।

पीलिया

१०-१५ तुलसी के पत्तों का रस छाछ के साथ मिलाकर पीने से पीलिया में लाभ होता है। साथ में तुलसी के पत्तियों का काढ़ा बनाकर पीने से भी पीलिया में आराम मिलता है।

टाइफाइड

१०-१५ ml तुलसी के मूल का क्वाथ दिन में दो बार पीने से टाइफाइड जल्दी ठीक होता है। तुलसी से बना अर्क पीने से भी टाइफाइड का बुखार जल्दी ठीक होता है।

चिकनगुनिया

चिकनगुनिया में तुलसी के पत्तों से बना काढ़ा पीने से प्रतिरोधक क्षमता को बढ़ाती है तथा लाभ होता है।

बालों को काला करने हेतु

६ ग्राम तुलसी के पत्ते का रस, ६ ग्राम आंवले के फल या पत्ते का रस, ६ ग्राम भंगरैया के पत्ते का रस, इन सबको आपस में मिलाकर बालों में अच्छे से लगाएं इससे बाल काले और घने होते हैं।